Das ist doch ein Melanom, habe ich jetzt Hautkrebs?

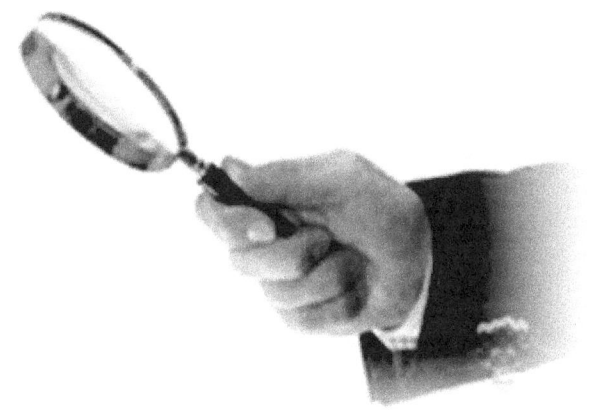

Tipps + Hinweise für Ihr Gespräch mit dem Dermatologen

© 2014 Monika Braun

Verlag: B.G.-p.OHG / Bad Kissingen
Printed in Germany by Amazon Distribution GmbH,Leipzig

ISBN-13: 978-1503004290
ISBN-10: 1503004295

EIN SPRICHWORT BESAGT:

„Jegliche Schönheit entspringt schönem Blut und einem schönen Gehirn."

Walt Whitmann 1819-1892

Vorwort

Mein Name ist Monika Braun. Ich bin Autorin einiger erfolgreicher Gesundheitsratgeber und heute wende ich mich im weitesten Sinne dem Thema Schönheit zu.

Gleich zu Beginn möchte ich Johann Wolfgang von Goethe zitieren, der einst sagte:

„Vollkommenheit ist schon da, wenn das Notwendigste geleistet wird, Schönheit, wenn das Notwendige geleistet, doch verborgen ist."

Weise Worte! Nur, was ist, wenn die Perfektion im Laufe des Lebens einige Makel bekommt. Plötzlich entdecken Sie auf Ihrer -sonst- reinen Haut einen dunklen Fleck. Und der sieht so gar nicht nach einem bekannten Muttermal aus. Sie erschrecken, glauben Sie es mir. Gerade als Frau, wo wir doch zu mindestens ein klein wenig nach Vollkommenheit streben. Und jetzt das!

Ein Schönheitsfehler auf der Haut, was tun?

Mir wurde schlagartig bewusst, wie unwissend man zum Thema Melanom ist.

Jene Erkenntnis war die Grundlage des vorliegenden E-Books. Allerdings möchte ich eingehend darauf hinweisen, dass dieser Ratgeber nicht das Gespräch mit Ihrem Hautarzt, bzw. Dermatologen ersetzt.

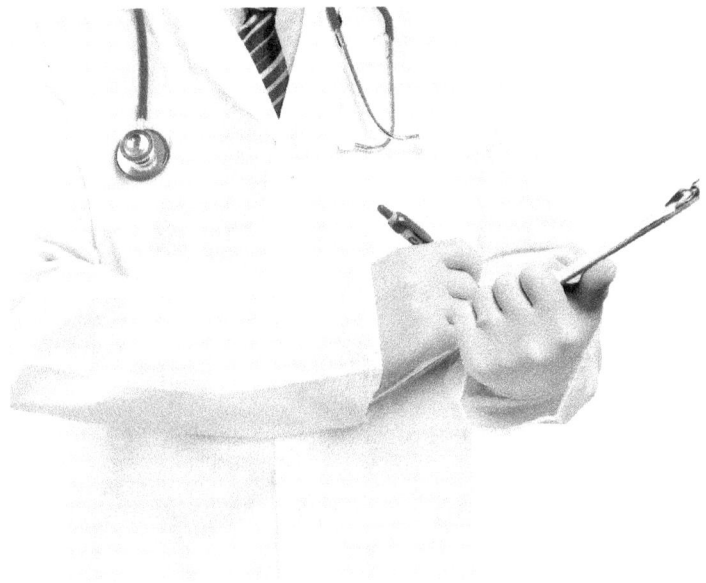

Es dient Ihnen in erster Hinsicht dazu, zu erkennen und zu handeln!

Ihre
Monika Braun

Inhaltsverzeichnis

Vorwort

Inhaltsverzeichnis

Der Einstieg, was ist ein Melanom?

Die Hauptursache des Entstehens von Melanomen

Wie entdeckt man ein Melanom?

Was macht ein Melanom? Teil I

Als kleiner Hinweis:

Was macht ein Melanom? Teil II

Die 4 Arten von Melanomen

1. Die oberflächliche Streuung eines Melanoms

2. Noduläres Melanom

3. Lentigo maligna

4. Akrale entiginous Melanom

Das Geheimnis und die Gefahr von versteckten Melanomen.

Nummer 1: Das Subungual Melanom

Nummer 2: Das Schleimhaut Melanom

Nummer 3: Das Augen Melanom

Wer ist am meisten gefährdet?

Risikofaktor 1 – Personen mit heller Haut

Risikofaktor 2 – Geschädigte Haut durch Sonnenbrand

Risikofaktor 3 – Ihre ganz persönliche Familiengeschichte

Risikofaktor 4 – Sich viel im Freien bewegen.

Risikofaktor 5 – Haben Sie Muttermale?

Risikofaktor 6 - Geschwächtes Immunsystems

Risikofaktor 7 Saunagänge

Zeichen und Symptome eines Melanoms

Wie sieht ein normaler Pigmentfleck aus?

Ihr Muttermal verändert sich, wie handeln?

Ungewöhnliche Eigenschaften von Pigmentflecken, Muttermale, Melanome erkennen.

A - Asymmetrie

B – Ränder - Umrandung.

C - Farbe

D - Durchmesser

Verdächtige Hautflächen und Veränderungen entdecken?

Was ist ein Hautkrebs-Screening?

Interaktiver Symptom-Check was ist das?

Was, wenn sie ein nicht alltägliches Mal finden?

Es gibt verschiedene Arten von Biopsien.

Die Stanzbiopsie

Die Exzisionsbiopsie

Die Inzisionsbiopsie

Die Stufen eines Melanoms

Wie wird ein Melanom behandelt?

Behandlung von Melanomen in Frühphasen

Behandlung von Melanomen im fortgeschrittenen Stadium

Sechs Melanom Statistiken und Überlebensraten

Drei Empfehlungen zur Verhütung von Melanomen

1 - Verwenden Sie hoch dosiertes Sonnenschutzmittel

2 – Die Mittagssonne meiden.

3 – Würdigen Sie auf Ihre Haut.

Was bedeutet der Begriff „maligne Melanom"

Sind Nachkontrollen nötig?

Mein Dank geht an...

Linkliste

Weitere Kindle E-Books

Impressum

Rechtliches

Der Einstieg, was ist ein Melanom?

Die Kurzfassung zum Ausdruck Melanom ist laut
Auskunft der Hautärztin

-> Hautkrebs.

Die Langfassung:...

Bei meinem Besuch in Ihrer Praxis mit dem „neuen
Fleck", erklärte Sie mir Folgendes.

Lehnen Sie sich also etwas zurück, es dauert länger:

Hautkrebs ist auf dem Vormarsch und gehört zu den
häufigsten Tumorarten. Derzeit erkranken in
Bundesrepublik Deutschland schätzungsweise jährlich
ca. 200.000 Menschen an hellem Hautkrebs und
ungefähr 28.000 an schwarzem Hautkrebs. Darauf
gehe ich später noch intensiver ein.

Es ist eine schleichende Gefahr und ich wiederhole
mich ungern.

Fakt ist aber:

Diese Art von Krebs steigt zusehends.

So vervierfachte sich von 1990 bis 2004 die Zahl der alljährlichen Neuerkrankungen, stetig steigend.

Einzig und allein in der BRD sterben pro Jahr laut neuartigen Statistiken mehr als 3000 Menschen an der kaum merklichen Krebsgefahr.

Es gibt verschiedene Sorten von Hautkrebs.

Jedoch stellte sich heraus, dass das Basalzell-, und das Plattenepithelkarzinom, die häufigsten Formen von Hautkrebs sind. Alle beide leicht zu behandeln, wenn sie früh erkannt werden.

Die Mehrzahl der Melanome entsteht zwischen dem 20. und 70. Lebensjahr, im Kindesalter findet man solche Male nur vereinzelt vor.

Oder kennen Sie Kinder mit Melanomen? Also ich nicht und soweit ich mich auch zurückerinnere, fällt mir keine Bekannte mit derartigen Flecken ein. O. k., evtl. mit Sommersprossen.

Ja, genau, meine Freundin Doris hatte den Nasenrücken voll davon. Vor allen Dingen während der Sommerzeit tat sie mir leid, da Sie ein perfektes Opfer für Hänseleien war.

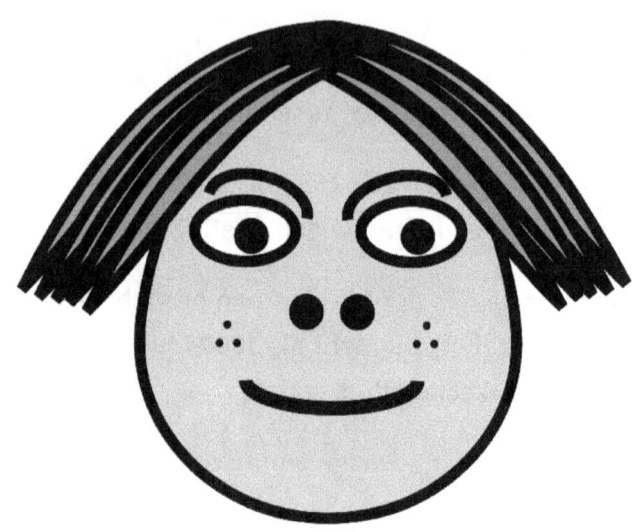

Aber weiter....

Verändertes Freizeit- und Bekleidungsverhalten führten zu einem rasanten Anstieg der Melanom Häufigkeit. Auch eine erbliche Hautkrebs-Vorbelastung kann bei der Entstehung eine Rolle spielen, ebenso wie der Kontakt zu giftigen oder krebserregenden Stoffen.

Das maligne Melanom, worauf ich später näher eingehe, ist der bösartigste Hauttumor, weil er häufig Tochtergeschwülste (Metastasen) bildet. In Deutschland erkranken pro Kalenderjahr an die 28.000 Menschen.

Mit zunehmendem Alter steigt die Erkrankungshäufigkeit deutlich an.

Doch die Leidenden werden immer jünger.
Etwa 50 Prozent der Melanom-Patienten haben das
60. Lebensjahr noch nicht erreicht.

Im Unterschied zu zwei weiteren bösartigen
Hauttumoren, hängt das Melanom Risiko nicht so
sehr von der Dauer der Sonneneinstrahlung ab.
Sondern in erster Linie von der Anzahl der schweren
Sonnenbrände (speziell vor dem 20. LJ) ab.

Außerdem findet sich ein Melanom besonders oft an
Hautstellen, die normalerweise von Kleidung bedeckt
sind.

Im Frühstadium einer Wucherung ist eine Heilung zu
fast 100 Prozent machbar. Bei später entdeckten
Gewebswucherungen sinkt die Heilungsmöglichkeit
rapide ab.

Hautkrebs entsteht, wenn UV-Licht von der Sonne
oder von Solarien die Hautzellen eindringlich verletzt.
Gelegentlich ist der Schaden so hoch, dass der Körper
sich nicht selbstständig reparieren kann.

Neben dunklem Braun können auch schwarze, graue,
bläuliche, rote und weiße Flecken im Melanom
vorkommen, was ein insgesamt "buntes" Bild ergibt.
Sie sehen aus, als setzten sie sich aus mehreren
Portionen zusammen.

Sind bei Entdeckung meist großflächiger als 5mm und weisen oft eine andere Oberflächenbeschaffenheit als die umliegende Haut auf.

Der weiße Hautkrebs kann äußerlich die unterschiedlichsten Formen annehmen. Bei negativ heilenden Hautveränderungen sollte daher der Hautarzt (Dermatologe) aufgesucht werden!

Denn grundsätzlich gilt: Die Heilungschancen bei hellem Hautkrebs sind sehr gut. Wird er frühzeitig erkannt, ist eine vollständige Heilung die Regel.

Diese Information ist bereits gewaltig, was sie mir mitteilte, aber seien sie gespannt, es gibt noch mehr Wissenswertes.

Und im Laufe dieses Ratgebers wechseln wir auch weiter ins Detail.

Die Hauptursache des Entstehens von Melanomen

Der Hauptgrund der steigenden Hautkrebsneuerkrankungen liegt in einem veränderten Freizeitverhalten und der damit einhergehenden zunehmenden UV-Belastung.

Wir wollen alle einen ansehnlichen Teint. Frisch auszusehen ist eben ein Aushängeschild – signalisiert es: „Mir geht es ausgezeichnet, ich sehe klasse aus. Schaut her".

Der innigste Wunsch bei vielen Menschen, Bräune um jeden Preis zu bekommen, ist ein immenser Grund für den alarmierenden Anstieg.

Diese Entwicklung sollte uns umso mehr beunruhigen, als sich das Hautkrebsrisiko oft genug vermeiden ließe.

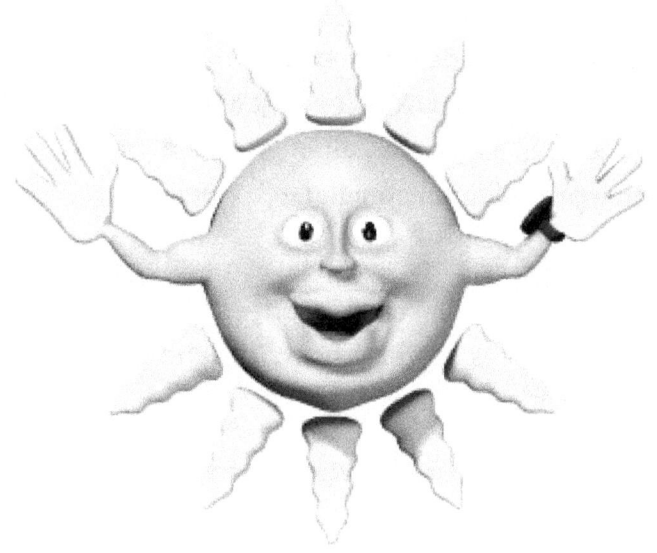

Nochmals:

Intensive Sonnenbäder oder übermäßigen Genus von künstlicher UV-Bestrahlung ist der größte Risikofaktor für die Entstehung von Hautkrebs.

Wie entdeckt man ein Melanom?

Die Entdeckung von Melanomen kann auf zwei Arten geschehen. Bei mir war es in der Tat durch Zufall. Ich stieg eines Abends aus der heiß geliebten Badewanne, frottierte mich ab, und wie wir Frauen nun mal sind, tänzelte ich so im Badezimmer vor meinem bodenlangen Spiegel herum.

Da ist keinesfalls was Verwerfliches dabei, finde ich. Und plötzlich erspähte ich den neuen Mitbewohner. Dunkel blitzte er mich an, wie kommt der dahin?

Vor allen Dingen wie lange schlummert der Fleck da bereits? Fragen kommen auf, doch eine Antwort bekommt man nicht im Mindesten denn,....Woher sollte man es wissen, was da los ist.

Allen Gedankengängen zum Trotze, er war da und ich bin am nächsten Tag zur Hautärztin gegangen. Frau Doktor warf einen Blick darauf und JA, Sie bestätigte meinen Verdacht.

Es ist ein Melanom! Und wie ich allemal erwähnte ....folglich Hautkrebs.

Wer sich notgedrungen mit dem Thema beschäftigt, findet rasch Verbündete.

Ist ja klar, die Angelegenheit ist akut und demzufolge spruchreif im Bekanntenkreis. Und so kann ich schildern, dass mehrere Bekannte, bei einem Routine-Check-up von ihrem Arzt darauf aufmerksam gemacht wurden.
Andere bei einem Hautkrebs-Screening beim Dermatologen.

Was macht ein Melanom? Teil I

Bevor wir weiter ins Detail gehen, lassen Sie uns gemeinsam dies klären. Es ist lebenswichtig, dass Sie die Gefahr eines Melanoms erkennen und bei entdecken, natürlich sofort handeln.

Die meisten Veränderungen auf der Haut sehen Sie bereits mit bloßem Auge. Es ist so, plötzlich sticht einem so ein Fleck ins Sehorgan.

Und nun? Können Sie sagen, ach, was – einfach wegsehen.

Das sollten Sie in keinster Weise machen, bzw. es wird bekanntermaßen anders laufen. Denn ob Sie es wollen oder nicht, „DEN" registrieren Sie ständig.

Wie schützt man sich, wie bösartige Hautveränderungen frühzeitig erkennen?

Antworten auf all jene Fragen erhalten Sie in hier in diesem E-Book, das verspreche ich Ihnen.

Eines ist auf jeden Fall zutreffend, der Heilungserfolg hängt immer davon ab, wie früh der Krebs erkannt wird. Wird nach Entdeckung keinesfalls sofort gehandelt, bzw. entfernt, könnte daraus Stachelzellkrebs entstehen.

<u>Fazit: nicht gut!</u>

Ebendiese Art von Hautkrebs kann streuen und infolgedessen lebenswichtige Organe befallen.

<u>Wikipedia beschreibt den Stachelzellkrebs folgendermaßen:</u>

Plattenepithelkarzinome (Epithelioma spinocellulare), auch als spinozelluläres Karzinom, Spinaliom, Stachelzellkrebs, Epithelioma spinocellulare oderverhornender Plattenepithelkrebs bezeichnet.

Sind von den Epithelien der Haut und der Schleimhäute ausgehende bösartige (maligne) Tumoren aus der Gruppe der Karzinome.

Sie können auch von anderen Geweben ausgehen, die selbst kein Plattenepithel besitzen, aber Epithelien mit der Fähigkeit zur Plattenzellmetaplasie haben.

Das Plattenepithelkarzinom ist einer der gefährlichsten Hautkrebsarten.

Nach dem Stand von 2013 erkranken nach Aufzeichnungen der Deutschen Krebshilfe etwa 70.000 Menschen pro Jahr neu an einem Plattenepithelkarzinom

Quelle: Wikipedia
http://de.wikipedia.org/wiki/Plattenepithelkarzinom

Als kleiner Hinweis:

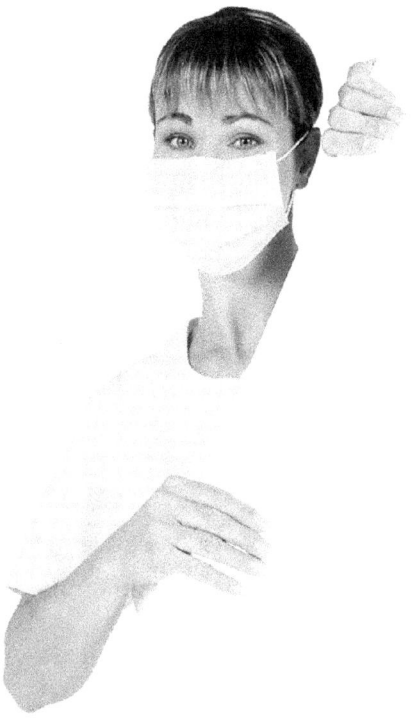

Nach der Diagnose vom Dermatologen sollten Sie sich mit Ihrer Krankenkasse in Verbindung setzen und klären, welche Kosten, bzgl. der Entfernung übernommen werden.

So, jetzt weiter im Text….

Was macht ein Melanom? Teil II

Der schwarze Hautkrebs ist der gefährlichste Tumor seiner Art. Er trägt ebenso den Namen: maligne Melanom. Bloß keine Angst bekommen, sollte erwähnte Auswucherung nicht gestreut haben, kann die Prognose günstig ausfallen.

Vor allen Dingen, wenn er zum Zeitpunkt der Entdeckung keinesfalls in die Hautschicht eingedrungen ist. Fachleute sprechen von ca. einem Millimeter Dicke.

Mein Melanom, um es gleich vorwegzunehmen, befand sich im Frühstadium. Weder die Hautschicht, noch weiteres Gewebe war beschlagnahmt worden. Folglich konnte dieses Mal ohne Probleme entfernt werden.

 Allerdings empfand ich die Wunde ziemlich stattlich. Es benötigte einige Zeit, bis wieder alles verheilte.

Wundpuder sei Dank!

Dennoch bin ich über die positive Beseitigung durchaus glücklich.

Melanome sehen aus wie kleine dunkle Moorlandschaften. Farblich unterschiedlich, meist braun oder schwarz, aber auch lila und weiß wurden bereits gesichtet, meint meine Hautärztin.

Nun, sie muss es wissen, es ist Ihr Fachgebiet neben Entfernung von Altersflecken.

Überwiegend erscheinen die Melanome auf denjenigen Körperteilen, die dem Sonnenlicht nicht so ausgesetzt werden, wie zum Beispiel das Gesicht. Die Lieblingsplätze von Melanomen: Rücken, Arme, Beine und Hände, jedoch auch an ungewöhnlichen Orten wie unter den Fingernägeln oder auf der Kopfhaut.

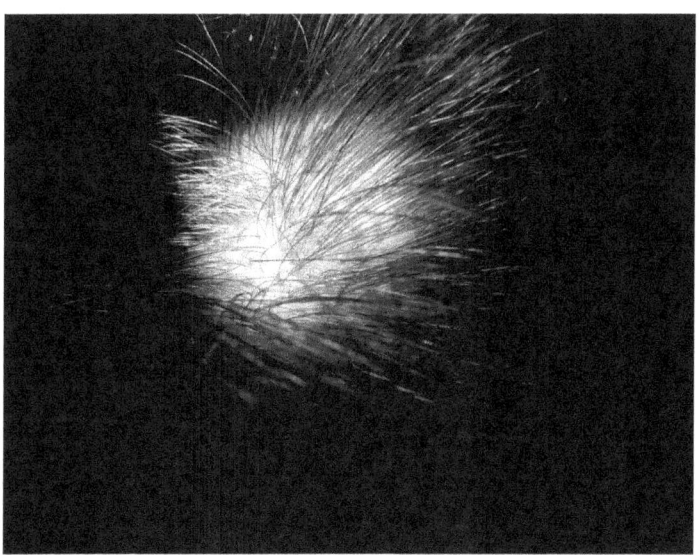

Meisten entstehen Melanome durch Sonnenbrand, aber es gibt einige Menschen, welche anfälliger für Melanome und Hautkrebs sind.

Als Beispiel, hellhäutige Personen.

So, hiermit bin ich mit dem Kurzüberblick am Ende. Und wie erwähnt, ich will Ihnen keine Angst machen, nein, ich möchte Sie auffordern, mehr Beachtung auf die Veränderungen Ihrer Haut zu richten.

Dieser Ratgeber soll Sie befähigen, Melanom nicht nur besser zu verstehen, sondern das sie in der Lage kommen, so ein Fleck zu erkennen.
Keinesfalls dürfen besagte Informationen als Ersatz für professionelle Beratung oder Behandlung durch ausgebildete und anerkannte Mediziner angesehen werden.

Bei Entdeckung eines Melanoms bitte den Arzt aufsuchen.

Das war die Kurzzusammenfassung für unsere flotten Leser. Nachfolgend gehen wir ins Detail.

Die 4 Arten von Melanomen

Es gibt im Wesentlichen 4 Arten von Melanomen. Die Unterscheidung erkennt man, wie diese sich auf der Hautoberfläche ausbreiten.

Im Kurzüberblick:

Drei der vier Grundtypen eines Melanoms sind hin und wieder minimal-invasiv* und starten in den oberen Schichten der Haut.

….Allerdings der letzte vierte Typ eines Melanoms ist immer invasiv und dringt tiefer in die Hautschicht ein.

Doch damit nicht genug, dadurch, dass er in die untere Hautschicht eindringt, ist er folgenschwer aufzuhalten.

Dies ist es, was macht ihn so gefährlich.

Im Detail:

1. Die oberflächliche Streuung eines Melanoms

Diese oberflächliche Ausbreitung eines Melanoblastoms ist die häufigste Art von Hautkrebs. Etwa 70% aller Fälle von Melanomen entstammen von besagtem Typ.

Es beginnt in der Regel an den Beinen oder am Rücken und ist bei Männern und Frauen im Alter von 30 bis 50 üblich. Wenn es Ihnen machbar ist, betrachten Sie einen heranwachsenden Menschen. (Enkel, Kind etc.)

Ich hatte früher auch kein einziges Mal, doch das Leben prägt sage ich immer und man verändert sich. Leider in den meisten Fällen keineswegs sexy.

Der Trost ist, da müssen alle Leute durch.

Der eine mehr, der andere weniger.

Aber weiter im Text.

Jene Art von Melanom neigt zu einer langsamen Entwicklung.

Die Rede ist von einer Zeitspanne von ein bis fünf Jahren. Heimlich wuchern diese dahin. Und wie bereits erwähnt verbreitern sich die Flecke deutlich auf der Hautoberfläche aus.
Die Farben absolut unterschiedlich.

Die Form kann leicht asymmetrisch sein. Meistens sprechen die Ärzte von einem gutartigen Melanom. Trotzdem ist es unentbehrlich, dass Sie sich Ihre Haut jährlich überprüfen lassen, um auf Änderungen zu reagieren.

* Fachsprache: minimal-invasiv, Quelle Wikipedia:

Nichtinvasiv und minimal-invasiv sind Begriffe aus der Medizin und bezeichnen Prozeduren, bei denen Geräte oder Katheter entweder gar nicht (nichtinvasiv) oder in geringerem Maße als üblich (minimal-invasiv) in den Körper eindringen. Typischerweise werden die Begriffe verwandt, um die geringen Unannehmlichkeiten und Risiken bestimmter Verfahren zu betonen.

Bitte verzeihen Sie mir auf diesem Wege, wenn ich ab und an, mich auf Wikipedia berufe. Aber bei dem Gespräch mit der Dermatologin habe ich mir Notizen gemacht, welche ich Ihnen hier gerne ausführlich erläutern möchte. Da ich von Broterwerb kein Mediziner bin, greife ich nach Möglichkeit auf vorbenannte Datenbank zurück.

2. Noduläres Melanom

Ein knotiges Melanom ist invasiv und durch die Zeit, so wurde es erforscht und beobachtet, kann es sich in der Regel auf andere Bereiche ausgebreitet. Glücklicherweise ist diese Art von Melanom nicht so verbreitet. Dennoch wenn Sie so was entdecken, sofortiges Handeln ist angesagt, da es erheblich aggressiv ist. Es wird in 10% bis 15% der Melanom-Fälle gefunden.

Am häufigsten entdeckt man es bei der älteren Bevölkerung auf den Rumpf, Beine und Armen.
Da sich diese Personengruppe allerdings öfters zu einer ärztlichen Untersuchung einfinden, besteht die Möglichkeit hier rechtzeitig was zu unternehmen.

Es beginnt als schwarzer, blauer oder lila Klumpen, bzw. Beule. Die Farbpalette ungemein vielfältig. Es kann auch grau, weiß, braun, beige, oder rot sein.

Quelle Wikipedia:

Warnsymptome des malignen Melanoms können die Vergrößerung, die Farbänderung sowie das Jucken von Leberflecken (von Leberflecken gehen 40 % der Erkrankungen aus) oder Veränderungen von Hautpartien sein, die pigmentiert sind (dunkler erscheinen).
Bei dunkelhäutigen Menschen hingegen geht die Erkrankung meistens von Stellen aus, die weniger dunkel sind, zum Beispiel von den Schleimhäuten oder den Handflächen.

Früherkennung:

Jeder Verdacht sollte so rasch wie möglich durch einen Hautarzt abgeklärt werden, um gegebenenfalls das Melanom früh – vor der Metastasierung – entfernen zu können.

3. Lentigo maligna

Lentigo maligna entwickelt sich in aller Ruhe und beginnt oft auf dem Gesicht. Man denkt erst, es ist eine seltsam geformte Sommersprosse.

Wie bei dem oberflächlichen Ausbreitungstyp bleibt es auf der Hautoberfläche. Jene Art eines Melanoms wird vorwiegend auf den Ohren, Arme und Schultern entdeckt und stechen einem deshalb eher ins Auge. Verständlicherweise reagiert man auch fixer, wenn man dieses „Mal" erblickt.

Hinweis:

Bitte unter keinen Umständen für einen Pickel halten und anfangen auszudrücken. Ja, ja, schütteln Sie nicht den Kopf, ich weiß, warum ich das sage.

Die Farbe ist meistens in einem Braunton.

Lentigo maligna tritt am häufigsten bei älteren Menschen auf, die sich viel der Sonne aussetzten.

Bei Wikipedia steht im Folgenden zu Lentigo maligna:

Als Lentigo maligna (Synonyme: Melanoma in situ, melanotische Präkanzerose, Melanosis circumscripta praeblastomatosa Dubreuilh, Morbus Dubreuilh bzw. Dubreuilh-Krankheit) wird eine intraepidermale (in der Oberhaut gelegene) neoplastische Proliferation atypischer Melanozyten bezeichnet. Typischerweise tritt die Lentigo maligna jenseits des 50. Lebensjahres auf, Männer sind etwa doppelt so häufig betroffen wie Frauen.

Über Jahre hinweg entstehende graubraun bis schwarz pigmentierte Herde mit unscharf begrenzten Rändern und unterschiedlicher Größe gehen der Lentigo maligna voraus.

Hierbei ist die Unterscheidung zur Lentigo senilis wichtig. Neben der klinischen Beurteilung ist die histopathologische Diagnosesicherung erforderlich.

Differentialdiagnostisch kommen neben der Lentigo senilis die Lentigo simplex, die Seborrhoische Keratose und das oberflächlich spreitendeMelanom(SSM) in Frage.

Bei rechtzeitiger, ausreichender Behandlung (Exzision im gesunden Gewebe) sind die Heilungschancen bei nahezu 100%. Falls es bereits zur Entstehung eines Lentigo-maligna-Melanoms gekommen ist, beträgt die Prognose im Stadium I >90%.

Quelle: Wikipedia

http://de.wikipedia.org/w/index.php?search=Lentigo +maligna&title=Spezial%3ASuche&fulltext=1

Notieren Sie sich Ihre Fragen für ein Gespräch:

4. Akrale entiginous Melanom

Diese Art von Hautkrebs breitet sich zuerst oberflächlich, aber ungeheuerlich rasch aus. Hautärzte sagen auch, dass besagte Hautkrebsart schwer zu identifizieren ist. Das Aussehen unterscheidet sich kolossal von seinen »Kollegen« und er kann überaus gefährlich sein, muss aber nicht.

Das Melanom mag außerdem als dunkle Verfärbungen an den Fußsohlen oder unter den Fingernägeln auftreten.

Ich hoffe, ich konnte meine Hautärztin tadellos interpretieren, aber zur Gewissheit möchte ich doch noch Wikipedia zitieren. Diese Datenbank weiß, wovon sie spricht. (Meistens jedenfalls).

Also Wikipedia sagt zu:

Akrolentiginöses Melanom (ALM

Der Anblick des akrolentiginösen Melanoms ähnelt dem Aussehen des LMM, es wächst jedoch deutlich schneller und aggressiver. Meist ist dieser Tumor an den Handflächen beziehungsweise Fußsohlen, aber auch unter den Nägeln lokalisiert.

Er tendiert zu Blutungen und kann, wenn er sich unter einem Finger- oder Fußnagel verweilt, zur Nagelablösung führen. Dieser Melanomtyp trifft bevorzugt dunkelhäutige Menschen. In Afrika und Asien stellt es mit 30 bis 70 Prozent den Hauptanteil an Melanomdiagnosen.

Das akrolentiginöse Melanom ist in der Differentialdiagnose besonders anspruchsvoll, da es oft amelanotisch ist und in der Prognose eher ungünstig. *Quelle Wikipedia*

So, im nächsten Abschnitt werden wir einen Blick auf verborgene Geschwulstbildungen der Haut nehmen und auf Anzeichen und Symptome von Melanomen aufmerksam machen.

Das Geheimnis und die Gefahr von versteckten Melanomen.

Melanome können ungemein tückisch sein. Ohne gleich in unserem Blickfeld zu erscheinen, wachsen solche Flecken oft in verborgenen Bereichen des Körpers. Äußerst bedrohlich! Denn wächst ein Melanom unbemerkt daher, kann streuen und in tieferes Gewebe eindringen.

Aber erlauben Sie mir eine Frage:

„Schauen Sie unentwegt auf Ihren Rücken, nach dem Duschen, beim Abfrottieren?"

Ich wage zu behaupten nein.

Diese These spreche ich so kühn aus, da ich von mir selber ausgehe. Nach dem Abbrausen tänzelt man keineswegs ständig vor dem Spiegel herum.

Man duscht und fertig! Eine Gewohnheit, welche im morgendlichen Ablauf integriert ist. Davon abgesehen besitzt nicht jeder Mensch in seinem Badezimmer einen bodenlangen Spiegel.

Sollte dies alles bei Ihnen überhaupt nicht zutreffen, dann hervorragend. Sie werden rechtzeitig jedwede Veränderung auf Ihrer Haut erspähen und können recht zeitigst reagieren. In meinem Falle war die Entdeckung ein absoluter Zufall.

Aber das wissen sie bereits.

Es gibt unterschiedliche „gemeine" Melanome, welche wir uns eingehender betrachten wollen.

Nummer 1: Das Subungual Melanom

Jene Art von Melanom ist äußerst unüblich und wächst in der Regel unter den Nägeln, an den Händen bzw. Füßen. Es ist bei Menschen mit dunkler Hautfarbe häufiger anzufinden und es wird oft für einen blauen Fleck gehalten. Das ist es vor allem, was dieses Melanom so tückisch macht. Die Farbe braun oder schwarz.

Nummer 2: Das Schleimhaut Melanom

Diese Art von Melanom tritt an Orten auf, wo Schleimhäute vorhanden sind. Absolut schwer zu erkennen, weil sie in verborgenen Bereichen wachsen. Schleimhaut Melanome können sich in Nase, Mund, Anus, der Harnwege und der Vagina Linie entwickeln.

Nummer 3: Das Augen Melanom

Persönlich finde ich das Augenmelanom in der Tat hinterhältig, da es in der Uvea auftritt. (Ich hoffe, ich interpretiere dies jetzt korrekt, falls nein korrigieren Sie mich bitte per E - Mail). Es ist die Schicht, welche unter dem Weiß des Auges sitzt.

Wir sehen dieses Melanom mit dem bloßen Sehorgan kein bisschen. Meistens wird es in der Regel während einer Augenuntersuchung diagnostiziert.

Sollten Sie bemerken, dass mit Ihren Augen, bzw. Blickwinkel ein wenig ungewohnt ist, dann niemanden groß fragen – sofort zum Augenarzt. Es kann ja auch irgendetwas anderes sein.

Sie merken bereits, ich werde nicht müde Sie darauf hinzuweisen, dass Sie stets einen Fachmann aufsuchen müssen, für den Fall das Sie, etwas Ungewöhnliches sichten.

Keinesfalls so lange zögern, wie ich.

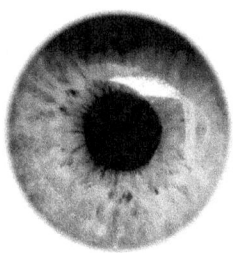

Diese versteckten Melanome können beängstigend sein, weil sie invasiv werden und Metastasen bilden, bevor man sie überhaupt bemerkt.

Die positive Nachricht ist, dass angesprochene Arten von Hautkrebs extrem rar vorkommen.

Als Nächstes wollen wir einen Blick auf die Risikofaktoren werfen.

Wer ist am meisten gefährdet?

Zur Beruhigung - grundlegend ist zu erwähnen, dass nicht alle Lebewesen Melanome bekommen.

Allerdings ist bewiesen, dass spezielle Personengruppen eine höhere Neigung zu Hautkrebs besitzen. Und diese Menschen sollten wachsam sein.

Nachfolgend werde ich Ihnen einige Anhaltspunkte geben. Schauen Sie mal, ob etwas auf Sie zutrifft.

Risikofaktor 1 – Personen mit heller Haut

Wenn Sie sehr hellhäutig sind, -oder eine elfenbeinfarbene Haut haben- dann erhöht sich allerdings Ihr Risiko für die Entwicklung von Hautkrebs leider enorm. Helle Haut bedeutet, dass Sie weniger Melanin und Pigmente besitzen.

Melanin schützt die Haut vor Ultraviolettstrahlung. Deshalb die Neigung zu Melanomen.

Hellhäutige Personen tragen meist blonde oder rote Haare. Und besitzen blaue, bzw. hellgraue Augen. Und meine liebenswerten Damen inmitten von uns, ich rede von der Naturhaarfarbe!

Also nicht schummeln.

Diese Personengruppe ist ebenso am gesamten Körper und im Gesicht übersäht mit Sommersprossen. Als Kind heißt es dann: „Oh wie niedlich diese Sommerflecken. Als Erwachsener muss man sich diesbezüglich bereits Härteres gefallen lassen.

Ich kenne privat einige hellhäutige Menschen, welche stark unter Pigmentflecken leiden. Aber nur, wegen des Umfeldes. Beklagenswert oder?

Auch beim Sonnenbaden ist extreme Vorsicht geboten und der Lichtschutzfaktor sollte niemals unterhalb 30 sein, besser 50 wenn nicht mehr. Ja, es gibt ihn den LS-faktor 100.

Und zwar von der Firma Neutrogena.

Bestellbar bei Amazon unter: http://bit.ly/sonnenschutzfaktor-100

Für alle, die es interessiert. Nein, es ist weder eine Werbung für das Unternehmen noch eine Bestellaufforderung. Es handelt sich hier einzig und allein um einen Tipp einer Bekannten von mir!

Risikofaktor 2 – Geschädigte Haut durch Sonnenbrand

Hatten Sie in Ihrer Kindheit häufig einen Sonnenbrand? Dann wurde zu jener Zeit, so ungern ich es auch erwähnen möchte, bereits der Grundstein gelegt. Denn: Jedes Mal, wenn Sie Ihre Haut verbrennen, wird die Haut bzw. Zellen schwer angegriffen. Es ist wie ein Kreislauf.

Wenn die DNA beschädigt ist, können die Hautzellen sich unkontrolliert vermehren. In die umliegenden Gewebe eindringen und streuen.

Gerade dies ist so unberechenbar.

Deshalb achten Sie auf Hautveränderungen bei Ihren Kindern. Wie wir Eltern wissen, gibt es für unsere Nachzügler nichts Erquicklicheres, als im Wasser zu planschen. Wenn es geht, auch stundenlang.

Am Abend sitzt dann der kleine Krebs bei Ihnen zu Hause am Tisch, der nur noch brummelt, schreit und wimmert. Der Sonnenbrand ist mustergültig von der besten Sorte. Damit leider genauso die Grundlage zur Bildung eines Melanoms.

Entdecken Sie etwas Ungewöhnliches, ab sofort zum Hautarzt um Schlimmeres zu vermeiden.

Vorsicht ist besser als Nachsicht, sagt man doch!

Risikofaktor 3 – Ihre ganz persönliche Familiengeschichte

Kennen Sie in ihrem familiären Umfeld Menschen, welche an Hautkrebs bzw. Melanomen leiden. Oder gelitten haben. Sprechen Sie darüber. O. k. nicht speziell beim besten Mittagsmahl, das könnte unpassend sein. Sie wissen was ich sagen will.

Suchen Sie das Gespräch innerhalb Ihrer Familie zu besagtem Thema und bitte Ehrlichkeit, ist angesagt.

Was ich meine Familie schon immer fragen wollte:

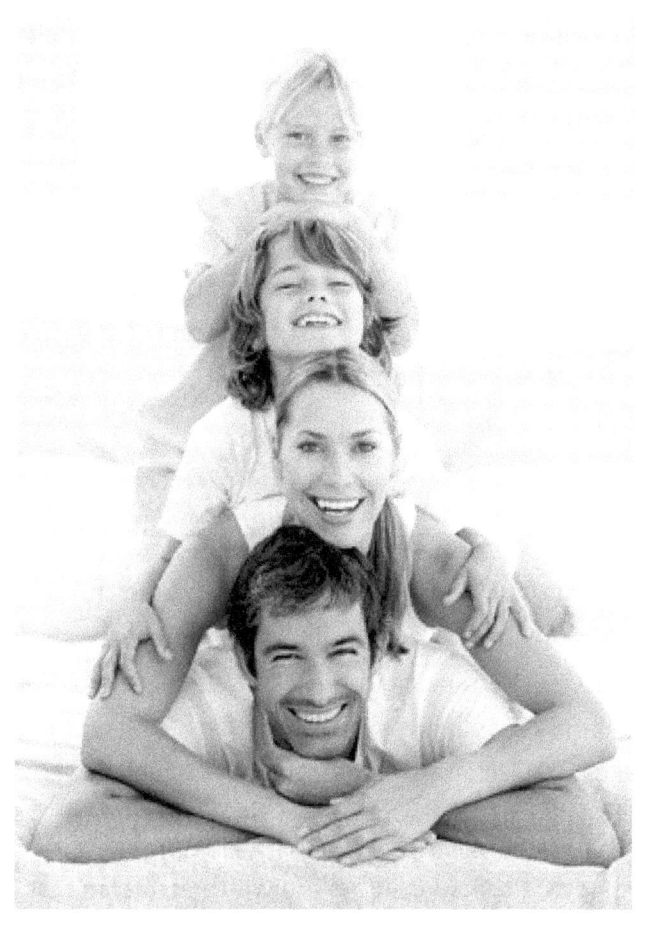

Je(Bluts-) näher der Betroffene zu Ihnen steht, desto höher ist das Risiko. Zum Beispiel, wenn ein Elternteil, Kind oder Geschwister Melanome haben oder hatten.

Bedingt dieser Tatsache fiel es mir wie Schuppen von den Augen.

Kein Wunder, dass ich zu Melanomen, Muttermale neige, da mein Vater ebenso welche hatte. Ja früher wurde das Augenmerk nicht so auf zuvor genannte Angelegenheit gerichtet.

Ein Grund wird auch Unkenntnis der Gefahr gewesen sein. Sie wissen ja, wie es ist, „mach Dich doch jetzt bloß in keinster Weise verrückt, wegen solch einem Fleck", „Was soll schon sein".

Risikofaktor 4 – Sich viel im Freien bewegen.

Halten Sie sich gerne in der Natur auf, oder müssen Sie dies aus beruflichen Gründen? Beides ist großartig, allerdings je mehr Zeit Sie im Freien verleben, desto massiver sind Sie der UV-Strahlung ausgesetzt. Meistens denkt man nicht ans Eincremen – das sollten Sie aber, auch hier in Deutschland.

Eine noch intensivere Vorsicht walten zu lassen ist, wenn sie Urlaub am Meer verbringen, oder eine längere Reise in die Nähe des Äquators machen. Das Gleiche gilt für Aufenthalte in immenser Höhe, sprich Berge. Da dort die Lichtstrahlen der Sonne einfach heftiger sind.
Ohne ausreichenden Schutz, überaus gefährlich.

Risikofaktor 5 – Haben Sie Muttermale?

Menschen, mit vielen Muttermalen auf dem Körper (Beispiel mehr als 50), sind einem erhöhten Risiko für Melanome ausgesetzt. Ein Melanom beginnt oft aus einem gutartigen Hautfleck. Schauen Sie nach, ob eines Ihrer Pigmentflecke eine außergewöhnliche Form aufweist. Zeigen sie dies dem Hautarzt.

Für den Fall, dass nichts dran ist, o.k.

Risikofaktor 6 - Geschwächtes Immunsystems

Leiden Sie an einer chronischen Erkrankung, oder einer Immunstörung. Dann erhöht sich das Risiko für Hautkrebs und Melanomen.

Der Grund: Ein miserables, bzw. angeschlagenes Immunsystem, ggf. eine Zuckerkrankheit, können Infektionskrankheiten unwahrscheinlich begünstigen und rascher zu chronischen Entzündungen der Haut führen.

Risikogruppe: HIV und AIDS-Patienten, sowie auch Personen, welche sich einer Organtransplantation unterzogen.

Risikofaktor 7 Saunagänge

Hier möchte ich mich einfach kurzfassen. Saunagänge sind negativ, warum?

Wegen UV - Strahlen! Was diese bewirken, wissen wir bereits.

Für eingefleischte Saunagänger kein Argument. Ist mir bewusst. Ich sage dazu nur, jeder kann mit seinem Körper umgehen, wie es ihm gefällt.

Halten sie sich in einer der Risikogruppen auf? Falls ja, dann ist es besonders brisant, Vorsorgemaßnahmen zu ergreifen. Sich vor künftigen Sonnenschäden zu schützen, um Hautkrebs zu verhindern.

Einige höre ich nun erleichtert aufatmen. Aber leider muss ich Ihnen sagen, dass Melanome hinterhältig sind, und im Grunde kann es jeden treffen.

Ja, dies ist genau der Punkt!

Im nächsten Abschnitt werfen wir einen Blick auf die Anzeichen und Symptome von Melanomen.

Zeichen und Symptome eines Melanoms

Wir besprachen bereits, wo Hautkrebs und Melanom häufig gefunden werden. Ebenso diskutierten wir, welche unterschiedlichen Arten von Melanomen es gibt und wie diese voneinander abweichen.

Jetzt ist es Zeit, einen genaueren Blick auf die verschiedenen Anzeichen und Charakteristika von Hautkrebs zu werfen.

Hauptgrundsatz:

Überprüfen Sie Ihre Muttermale, Pigmentflecken, Sommersprossen.

Die meisten von uns finden Muttermale, bzw. Pigmentflecken auf dem Körper.

Welche leicht zu erkennen sind, da jene intensiver leuchten und dunkler erscheinen, als normale Sommersprossen.

Viele der Flecken sind ein bisschen erhöht und vereinzelt wachsen auch Haare von der Mitte heraus. Dies ist kein ein Zeichen einer Krankheit, vielmehr eine Normalität.

Ich kenne einige Menschen, welche sich die Behaarungen aus kosmetischen Gründen immer entfernen lassen.

Von der Beantwortung der Frage: »Was ich davon halte«, möchte ich Abstand nehmen.

Persönlich würde ich eher meine Hautärztin konsultieren, bevor ich an einem Pigmentfleck „herumbohre".

Aber so what!

Wie sieht ein normaler Pigmentfleck aus?

Ein gewöhnlicher Pigmentfleck oder Muttermal ist in der Regel symmetrisch. Stellen Sie sich vor, Sie ziehen eine Linie von der Mitte zu beiden Seiten. Jede der Seiten sollte relativ ähnlich aussehen. Üblicherweise meist braun oder schwarz gefärbt und zeigen eine klar erkennbare Grenze. Herkömmliche Muttermale sind standardmäßig rund und kleiner als der Radiergummi auf einem Bleistift.

Das mit dem Stift ist ein Beispiel bzgl. der Größenvorstellung.

Ihr Muttermal verändert sich, wie handeln?

Wenn Sie eine gravierende Umbildung eines Muttermals bemerken, dann ist dies ein Zeichen, bzgl. Hautkrebses. Verfallen Sie jetzt keinesfalls in Panik.

(Ich weiß es ist leichter gesagt als getan, dennoch glauben Sie es mir, man macht sich selber mehr verrückt, als es im Nachhinein ist). Bevor man in irgendeine Traumwelt hineinfällt, heißt es Termin mit Ihrem Arzt oder Dermatologen vereinbaren.

Er wird die nötigen Schritte einleiten, oder gleich eine Biopsie machen.

Typische Variationen könnten Veränderungen in der Größe, Farbe Höhe sein.

Huch, da ist ja ein neuartiger Fleck!

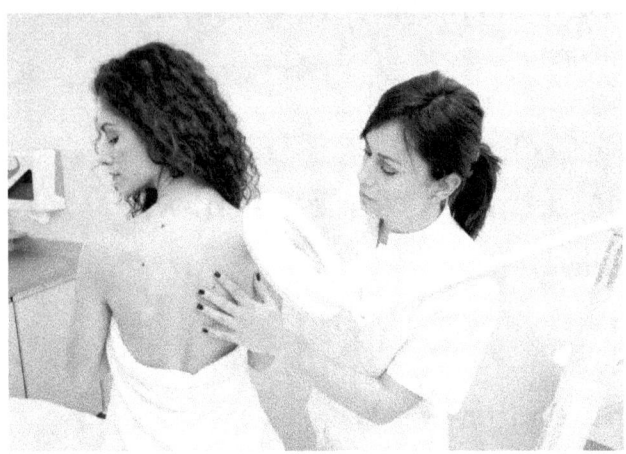

Nochmals, wenn Sie einen noch nie da gewesen Fleck entdecken, ist Aufmerksamkeit angesagt.

Sie wissen ja längst, dass nicht jeder Pigmentfleck ein gutartiges Melanom ist. Die überwiegende Zahl der Menschen besitzt eine umfangreiche Anzahl von Melanomen, was ja nicht erschreckend ist, solange keine Veränderung eintritt.

Ebenso kann immer ein dunkler Fleck dazu kommen, mir ist es ja auch passiert.

Wie ich bereits erwähnte – betrachten Sie sich eben öfters. Nachfolgend sage ich Ihnen, worauf Sie dabei achten sollten.

Haben Sie Flecken am Körper, ansehen + aufschreiben:

Ungewöhnliche Eigenschaften von Pigmentflecken, Muttermale, Melanome erkennen.

Es gibt 4 einfache Schritte, auf die Sie achten sollten, für den Fall, dass Sie sich betrachten. Oder eine „Familienhautuntersuchung" tätigen.

A - Asymmetrie

Asymmetrie bedeutet, wenn die beiden Hälften eines Flecks oder pigmentierten Bereich unterschiedlich sind. Sobald Sie eine imaginäre Linie von der Mitte eines Males zeichnen können, sollten die Außenseiten gleich aussehen.

Im Falle, dass die Seiten erheblich voneinander abweichen, dann ist der weitere Schritt zu einem Arzt beziehungsweise Dermatologen zu gehen, um es überprüfen zu werden.

B – Ränder - Umrandung.

Wie sieht die Umrahmung des Fleckes aus? Verschieden hoch oder flach. Unregelmäßig, wellig, gekerbt? Ungleichförmige Ränder ist häufig ein Anzeichen von Melanomen.

C - Farbe

In welcher Farbe leuchtet das Muttermal? Ist es unifarben, bzw. bunt changiert?

Normale Male sind in der Regel braun oder schwarz und unifarben. Wenn Ihr Pigmentfleck allerdings eine ungewöhnliche Tönung wie weiß, grau, rosa, rot, blau oder violett zeigt, dann kann es sein, dass es ein Melanom ist.

D - Durchmesser

Wie weitläufig ist Ihr Muttermal oder der pigmentierte Bereich der Haut?

Wenn es im Durchmesser größer als 0,64 cm ist, sollte es überprüft werden. Es könnte ein Zeichen für ein Melanom sein, welches evtl. noch weiter wachsen wird. Fazit: Termin machen!

Verdächtige Hautflächen und Veränderungen entdecken?

Vereinzelt kann Ihre Haut auf seltsame und ungewöhnliche Art und Weise Änderungen aufweisen.

Beispiel:

In der Jugend hatte ich ein Muttermal – ziemlich normal, bedeutungslos und rund. Im Laufe des Lebens veränderte sich der Fleck. Nein ich bin nicht dicker oder unförmiger geworden. Halte das Gewicht mit kleinen Veränderungen stets in der für mein Alter entsprechenden Waage.

Und trotzdem sieht er heute anders aus als früher. Angst tritt kein bisschen auf, da die Hautärztin Entwarnung signalisierte.

Ich möchte nur sagen, der Körper wandelt sich und eine genaue Begutachtung der Haut ist Pflicht.

Eigen Diagnosen zu stellen, kann schwierig sein. Nachfolgend einige Anzeichen, wenn Sie eines der folgenden Hinweise bemerken. Werden Sie misstrauisch.

1; Schuppigkeit - vor allem rund um Sommersprossen bzw. bereits vorhandener Melanome

2; plötzliche Flecken oder pigmentierte Hautareale

3; Eine sichtbare Veränderung einer Sommersprosse. Streuung im Umfeld

4; Blutungen eines Mals oder gutartigen Melanoms. Achtung auch bei Blutungen in der Region um einen bestehenden Fleck.

Und denken Sie daran, dass diverse Melanome, im Nagelbett und auf den Fußsohlen auftreten können.

Diese Bereiche sehen oft wie dunkle Punkte aus.

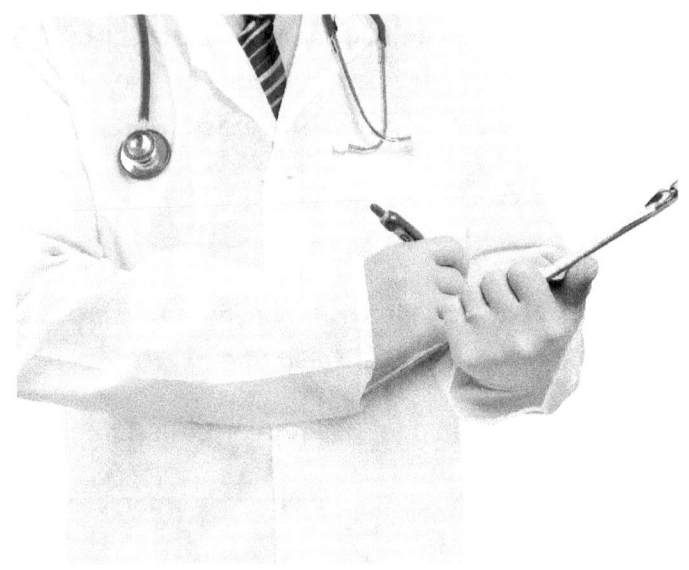

Wenn Sie eines der aufgeführten Anzeichen oder Symptome bemerken, ist es Zeit, zum Doktor zu gehen.

Und nicht selber an der Fußsohle herum bohren. Glauben Sie es mir, der Arzt kann es besser und professioneller.

Im nächsten Abschnitt werden wir einen Blick auf verschiedene Arten von Hautkrebs-Screening werfen und was dies überhaupt bedeutet.

Was ist ein Hautkrebs-Screening?

Ein Hautkrebs-Screening ist ein Prozess, bei dem ein Mediziner einen Blick auf die Haut von Kopf bis Fuß wirft. Und sehr eingehend.

Beim ersten Hautkrebs-Screening, wird von Ihnen eine sogenannte Muttermal- oder Pigmentkarte erstellt. Das ist eine (Inventur-)Karte, welche alle Ihre Pigmentflecke buchstäblich aufzeichnet.

Je nach Anzahl der Flecken, wird der Vorgang einige Zeit dauern. Dennoch diese »Landkarte« ist für Ihren Arzt sehr hilfreich für die Zukunft.

Hiermit erkennt er sofort, ob weitere frische Pigmentflecke dazugekommen sind. Außerdem können Notizen über spezielle Flecken erfasst werden, wie Beschaffenheit oder ungewöhnliches Aussehen.

Es ist kein bisschen schwierig – mithilfe Ihres Partners- auch daheim ein Hautkrebs-Screening durchzuführen. Mit einem Spiegel sollten Sie in der Lage, alle Bereiche des Körpers zu sehen.

Vergessen Sie nicht, die Kopfhaut und einige von denen, schwer zugängliche Sektoren zu überprüfen.

Wenn Sie in einer Hochrisikogruppe sind, dann ist es jedoch sinnvoll ein Screening professionell vom Arzt ausführen zu lassen.

Interaktiver Symptom-Check was ist das?

Symptom-Checker – ist eine interaktive Sprechstunde im Internet. Im WWW fand ich eine Webseite, welche hilfreich und zeitgleich auch spannend ist. Als Suchende wird Ihnen die Chance eröffnet, aktiv die eigenen Zeichen im Netz gezielt anzugeben.

Anhand von rund 680 Merkmalen wählt der Symptom- Checker für Sie aus über 400 Krankheitsbildern die wahrscheinlichste Diagnose aus.

Quelle: http://www.netdoktor.de/service/symptom-checker/

Bei Netdoctor im Internet.

Auf Youtube habe ich ein Schritt für Schritt – Video.

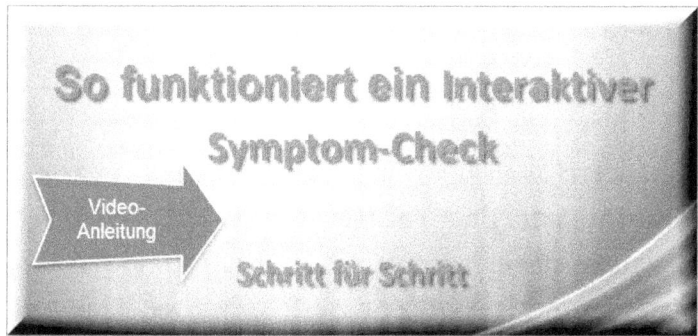

Ich startete einen Test und siehe da, es kam bei mir das korrekte Ergebnis. Und eine Unmenge von Informationen. Diese Erkenntnis ist eine willkommene Basis für das Gespräch mit einem Dermatologen.

Oh, sorry Dermatologin.

Warnung und Hinweis: Ich möchte allerdings mit Nachdruck betonen, dass Sie sich Ihrem Problem mit der erwähnten Methode nur annähern, ohne Garantie, dass Sie fehlerlos liegen. Auch der Befund schließt eine eingehende Beratung beim Arzt auf keinen Fall aus. Bei Unklarheiten oder Problemen gehen Sie zu dem Doktor Ihres Vertrauens.

Das Netz und die Möglichkeiten zur Erforschung sind klasse, aber keineswegs vollkommen.

Was, wenn sie ein nicht alltägliches Mal finden?

In einigen Fällen kann ein Melanom nur durch das Betrachten der Haut nachgewiesen werden. Ob ein Melanom klar erkannt wird oder Ihr Arzt findet einen ungewöhnlichen Fleck und ist sich unsicher, dann folgt als nächster Schritt eine Biopsie.

Was eine Biopsie bedeutet, sagt uns jetzt Wikipedia eindeutig:

Die Biopsie (griechisch βιοψία viopsía von griechisch βίος bíos „Leben" und Ὄψις ópsis „Sehen") ist ein Fachausdruck aus der Medizin für die Entnahme und Untersuchung von Material (meist Gewebe) aus einem lebenden Organismus.

Das entnommene Gewebe (das Bioptat) wird vom Pathologen unter dem Mikroskop untersucht.

Darüber hinaus gehören auch chemische Analysen zu den Untersuchungsmethoden.

Die Erkenntnisse aus einer Biopsie lassen Aussagen zu krankhaften Änderungen des feingeweblichen Aufbaus (Pathohistologie) des analysierten Gewebes zu.

Insbesondere die Fragestellung, ob es sich bei Tumoren um bösartige oder gutartige handelt, kann in der Regel nur durch eine Biopsie geklärt werden.

Textquelle: http://de.wikipedia.org/wiki/Biopsie

Es gibt verschiedene Arten von Biopsien.

Die Stanzbiopsie

Eine Stanzbiopsie ist eine Biopsie, wo Ihr Arzt mit einem scharfen kreisförmigen Werkzeug etwas Gewebe von dem verdächtigen Mal entfernt.

Er macht ein kleines Loch in den Verdacht erregenden Fleck. Daher der Name "Stanzbiopsie.".

Die Exzisionsbiopsie

Bei dieser Prozedur wird der gesamte Makel entfernt. Sie werden während der Sitzung eine lokale Betäubung erhalten.

Und erschrecken Sie während der Behandlung nicht, denn er beseitigt keineswegs nur den Fleck, sondern auch ein wenig Gewebe vom Umfeld. Ich will es keinesfalls beschönigen, es tut etwas weh.

Vor allen Dingen danach - Au - au.

Mein Tipp:

Halten Sie die Wunde ständig sauber.
Ich nahm hierzu stets antiseptischem Wundpuder.
Gekauft in der Apotheke.

Die Inzisionsbiopsie

Bei dieser Art der Biopsie wird der Doc die meisten irregulären Teile eines verdächtigen Fleck entfernen. Mit einer Inzisionsbiopsie wird das Gewebe an ein Labor zur Analyse geschickt.

Ärzte untersuchen die Zellen in allen Details unter einem Mikroskop. Warum? Sie suchen Anzeichen von Krebs.

Im nächsten Abschnitt werden wir einen Blick auf die Stadien des Melanoms nehmen und dann darüber reden, wie ein Melanom behandelt wird.

Die Stufen eines Melanoms

Wenn die Biopsie zeigt, dass das Gewebe de facto kanzerösen ist und es sich um ein Melanom handelt, ist der nächste Schritt, es zu kategorisieren. Diese Klassifizierung wird verwendet, um zu ermitteln, wie ausgeprägt der Hautkrebs ist.

Ihr Arzt wird eine eingehende Untersuchung des Melanoms vollziehen. Denn erst anhand der Ergebnisse, wie beispielsweise die Tiefe und Dicke ihres Melanoms und inwieweit der Krebs sich bereits ausbreitete, kann er seine Behandlung fortsetzen.

Stadium I und II

Diese Stadien des Melanoms sind lokalisiert. Sie haben das andere Gewebe noch nicht angegriffen. Die Melanome messen weniger als 1 Millimeter in der Tiefe. Je dünner das Melanom, desto besser ist die Chance auf eine Heilung.

Stadium III und IV

Diese Stufen zeigen an, dass der Krebs in das weitere Gewebe eingedrungen ist, Bsp. Eine Gewebetiefe zwischen 1 und 4 mm

All jenes stellt Ihr Dermatologe fest. Und wenn Sie in der Tat noch weiterführende, fachliche Erläuterungen zu den aufgeführten Stadien erfahren wollen, dann besprechen Sie selbige Tatsache eingehender mit dem Doktor.

Dieser Ratgeber möchte Sie auf die Wichtigkeit der Melanome hinweisen.

Es handelt sich hierbei um keine ärztliche Schrift oder Aufklärung.
Dafür ist ihr Arzt der Ansprechpartner.

Wie wird ein Melanom behandelt?

Die Behandlung wird durch mehrere Faktoren bestimmt. Wir haben bereits besprochen, dass die Heilbehandlung von der Schwere oder dem Stadium der Krebserkrankung abhängt.

Ebenso von der Art des Melanoms, Ihr Alter, Ihre Gesundheit und Ihre Stellungnahme zu diesem Thema. Sie entscheiden, wie der Hautkrebs behandelt wird.

Behandlung von Melanomen in Frühphasen

Behandlung für Frühphasen-Melanome umfasst in der Regel die Operation (grauenvolles Wort, ich weiß), um das Melanom zu entfernen. Selbst wenn das Melanom durch Biopsie entnommen wird, kann ebenso ein wenig vom normalen Gewebe um den betroffenen Bereich herauslöst werden.

In vielen Fällen ist dies die einzige Verarztung, die Sie benötigen.

Selbstredend werden Sie angehalten, häufiger ein Hautkrebs-Screening zu planen und Vorkehrungen zu treffen, um die Haut vor den Strahlen der Sonne zu schützen.

Behandlung von Melanomen im fortgeschrittenen Stadium

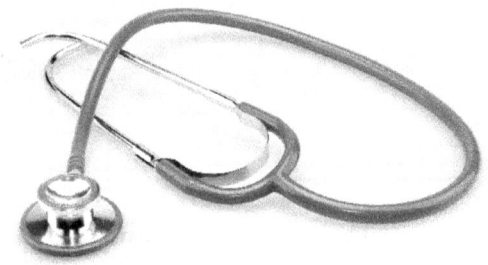

Wenn ein Mal sich bereits über die Haut verteilte, dann wird bei der Operation, auch Gewebe um den betroffenen Bereich sowie die nahe gelegenen Lymphknoten entfernt. Wenn Ihre Lymphknoten angegriffen sind, ist in der Regel eine Chemotherapie der nächste Schritt.

Die Heilbehandlung ist eine Therapie, die angewendet wird, um Krebszellen im gesamten Körper zu töten. In einigen Fällen können Sie eine Pille zu nehmen oder es kann intravenös verabreicht werden.

Die Strahlentherapie wird vereinzelt verwendet, um ein Melanom, welches bereits die Organe beeinflusste zu behandeln.

Biologische Therapie stärkt das Immunsystem, sodass Ihr Körper besser den Kampf gegen den Krebs aufnehmen kann.

Es gibt auch so genannte zielgerichtete Heilverfahren, ist mir zugetragen worden. Doch ist eine detaillierte Aufklärung in unserem Falle zu weitreichend. Ich darf Sie erinnern, ich möchte nur einen Anstoß geben.

In vielen Fällen wird der Arzt eine Kombination von Behandlungen empfehlen. Er ist der Fachmann und weiß aufgrund seines Tests, welche Therapie er für jeden einzelnen auswählen kann.

Vertrauen Sie ihm.

Sechs Melanom Statistiken und Überlebensraten

1. Hautkrebs ist die häufigste Form von Krebs. Melanome sind eine Art von Hautkrebs. macht allerdings in der Summe weniger als 2% der Fälle von Hautkrebs aus. Der Grund, warum dem Thema Melanom so viel Aufmerksamkeit gewidmet wird, ist, dass bei den meisten Todesfällen durch Hautkrebs, ein Melanom die vermehrte Ursache ist.

2. Im Jahr 2014, schätzt die American Cancer Society, dass etwa 76.100 frische Melanome diagnostiziert werden - rund 43.890 Männer und 32.210 bei Frauen. Und dass etwa 9.710 Menschen im Jahr 2014 wegen eines Melanoms sterben werden - über 6.470 Männer und 3.240 Frauen.

3. Insgesamt ist das Lebenszeitrisiko von Melanom immer zirka 2% (1 in 50) für die Weißen, 0,1% (1 von 1000) für Schwarze und 0,5% (1 von 200) für Hispanics.
(http://www.cancer.org/cancer/skincancer-melanoma/detailedguide/melanoma-Haut-Krebs-key-Statistiken)

4. Das Auftreten von Melanomen hat in den letzten 30 Jahren stetig zugenommen. Ein neues Mal wächst bei Frauen im Zeitraum von 15-29 Jahren zügiger als Männer in der gleichen Altersgruppe. (http://www.melanomafoundation.org/facts/statistics.htm)

5. Ein Melanom bei Personen im Alter von 10-39 Jahren ist unwahrscheinlich gut heilbar mit einer Fünf-Jahres-Überlebensraten von über 90%. (http://www.skincancer.org/skin-Krebs-information/skin-Krebs-facts#melanoma)

6. Über 75% der Todesfälle durch Hautkrebs stammen von Melanomen. Jedoch ist die Fünf-Jahres-Überlebensrate für Menschen, deren Melanom erkannt und behandelt wird, bevor es sich ausbreitet, um den Lymphknoten, zu 99%. (http://www.skincancer.org/skin-Krebs-information/skin-Krebs-facts#melanoma)

Hoffentlich gibt Ihnen vorbenannten Statistiken, ein wenig Trost. Es heißt ja sprichwörtlich: es wird nichts so heiß gegessen wie gekocht.

Doch wenn Sie einen frischen Fleck auf Ihrer Haut entdecken und jenes Mal annähernd der Beschreibungen in diesem Ratgeber sich angleicht, dann ist es schon „lauwarm".

Deshalb werde ich nicht müde Ihnen einen Besuch beim Hautarzt anzuraten.

Die Anregungen im Anschluss helfen zur Vorbeugung. Bitte lesen Sie weiter.

Drei Empfehlungen zur Verhütung von Melanomen

Die angenehme Nachricht über Melanome und aller Hautkrebserkrankungen ist, dass es unkomplizierte Wege gibt, wie Sie häufigsten Formen verhindern können. Die nachfolgenden 3 Tipps sind problemlos und leicht umsetzbar. Die größte Herausforderung sind wir, bzw. unser Wille und Verhalten. Sollten Sie jene Anregungen konsequent umsetzen, werden Sie keine „Melanomüberraschungen" bekommen.

Es ist nicht einfach, ich weiß, wovon ich rede, da ich ausgedehnte Strandspaziergänge schätze. Grade auf meiner Lieblingsinsel Mallorca. Der Strand lockt einen direkt ans Wasser und verführt zu stundenlangen Wanderungen. Gefährlich – gefährlich!

Im Übrigen gilt dies ebenso für eine gemütliche Jause auf der Terrasse einer romantischen Berghütte. (Bei Sonnenschein!)

1 - Verwenden Sie hoch dosiertes Sonnenschutzmittel

Ein Sonnenschutzmittel mit dem Lichtschutzfaktor 30, ist das mindestens welches Sie benutzen sollten. Vor allen im Urlaub, oder in sämtlichen Situationen, wo Sie der direkten Sonne ausgesetzt sind.

Hier habe ich persönlich ein „Eincremritual" eingeführt. Im Turnus von zwei bis vier Stunden heißt es – Sonnencreme her damit! (Ich bevorzuge Creme als Öl, aufgrund schmieriger Flecken auf dem Bikini. – Frauen wissen, was ich meine).

Bitte Wanderungen, Schwimmbadbesuche, Biergarten-„Sitzungen", nicht vergessen.

Auch bei diesen, ich gebe zu, überaus angenehmen Situationen sind sie den UVA-und UVB-Strahlen bedingungslos ausgeliefert.

Geradezu in den Sommermonaten, wo wir Ladys uns gerne leicht und luftig kleiden, sollte man stets in Betracht ziehen, vor Verlassen des Hauses, das Eincremen nicht zu vergessen. Kleidung bietet keinen vollständigen Schutz vor den intensiven Lichtstrahlen der Sonne.

2 – Die Mittagssonne meiden.

Scheuen Sie die Mittagssonne in der Zeit von 10.00 bis 02.00 Uhr.

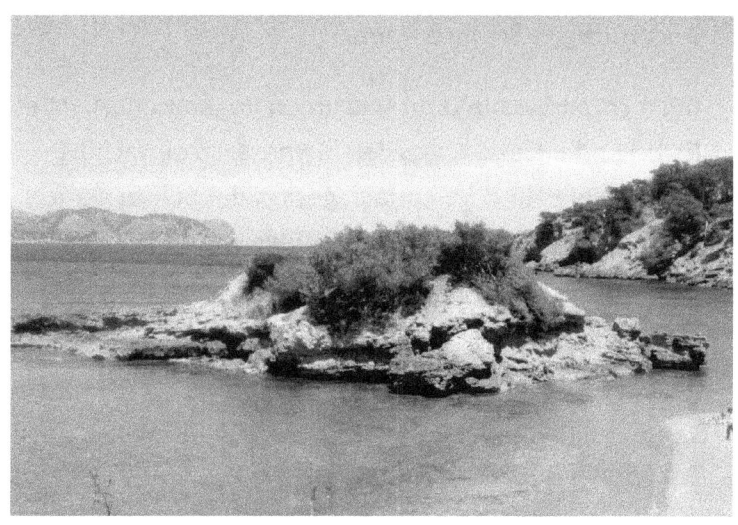

Dies ist der Zeitpunkt, wo die Strahlen der Sonne am intensivsten sind. Nehmen Sie sich als Vorbild die Menschen im Süden. Hier ist die Mittagszeit tabu und man findet kaum einen „Spanier oder Türken" – ganz egal – der in jener Zeitspanne an den Strand liegt und sonnt. Never – never, ich kenne keinen.

Ja, ich weiß, wir leben in Deutschland, werden sie jetzt kontern. Gut, aber wenn Sie während ebendieser Zeit herumspazieren, dann schützen Sie sich ausreichend vor den Strahlen. Es ist keine Schande einen Sonnenhut, bzw. leichte Baumwollkleidung zu tragen.
Auch nicht mit längen Ärmel.

3 – Würdigen Sie Ihre Haut.

Betrachten Sie die Haut wie einen Regenmantel. Ist er löchrig oder defekt, werden Sie nass, so einfach ist das. Unsere Haut ist einfach gesagt der Schutzmantel für den Körper, worauf wir penibel achten sollten.

Mustern Sie sich in aller Ruhe. Gelegenheit gibt es genug, beim Duschen, Baden, Abfrottieren etc. Vergessen Sie auch nicht den eigenen Partner.

Sie wissen ja, wer sich liebt, der…..

Lassen sie in jedem Jahr ein Hautkrebs-Screening beim Hautarzt durchführen. Sie können ja die Arzthelferin bitten, Sie daran zu erinnern. Das ist bequem, immer im Frühjahr bekomme ich meine Aufforderung.

Da ich mich kenne! finde ich den Service einmalig. Ebendieser Part fällt ansonsten bei mir in die Kategorie: Aufschieberitis.
Tja, man ist eben nur ein Mensch.

In den USA empfiehlt die American Cancer Society einen jährlichen Hautkrebs-Check-up für Männer und Frauen bereits ab 20 Jahren.

Pflegen Sie die Haut und achten Sie auf ein intaktes Immunsystem. Denn je kräftiger das körpereigene Abwehrsystem ist, desto unwahrscheinlicher ist es, ein invasives Karzinom, zu entwickeln. (Aussage eines Arztes, nicht meine Philosophie)

Dazu gehören gutes und vitaminreiches Essen,

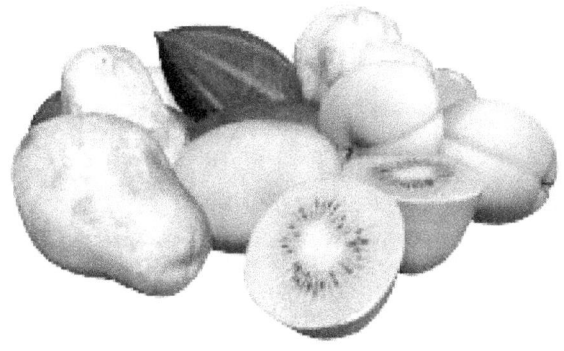

reichlich Bewegung, erholsamer und ausreichender Schlaf, sowie eine positive Grundeinstellung zum Leben. Das psychische Wohlbefinden hat gleichfalls Auswirkungen auf Ihre körperliche Gesundheit.

Melanom und Hautkrebs ist ein beängstigendes Thema. Die vorteilhafte Nachricht ist, dass der Tod durch Hautkrebs keineswegs üblich ist und es Schritte gibt, die Sie heute treffen können, um sich zu schützen.

Was bedeutet der Begriff „maligne Melanom"

Um Ihnen nichts Falsches zu erzählen zitiere ich Wikipedia und meine Hautärztin. Aber auch Ihr Dermatologe wird Ihnen einiges zu dem maligne Melanom erklären können.

Quelle: Wikipedia

Das maligne Melanom (von gr. μέλας „schwarz"), auch kurz Melanom, Melano(zyto)blastom oder schwarzer Hautkrebs (engl.: [malignant] melanoma) genannt, ist ein hochgradig bösartiger Tumor der Pigmentzellen (Melanozyten).

Er neigt dazu, früh Metastasen über Lymph- und Blutbahnen zu streuen, und ist die am häufigsten tödlich verlaufende Hautkrankheit mit weltweit stark steigender Anzahl an Neuerkrankungen.

Mehr unter:
http://de.wikipedia.org/wiki/Malignes_Melanom

Meine Dermatologin sagte zu: Maligne Melanome

Maligne Melanome können auf den ersten Blick harmlosen Pigmentmalen ähneln.

Meist erscheinen sie als bräunlich, partiell schwarze bis rötlich graubläuliche Hautveränderungen.

Bei einer genaueren Untersuchung nach der A-B-C-D-Regel können sie als maligne Melanome erkannt werden.

Sie treten zu 80 Prozent an normalerweise bekleideten Körperstellen auf und entstehen auch am behaarten Kopf, unter Finger- und Fußnägeln wie auch an den Fußsohlen.

Selten zeigen sie Symptome wie Juckreiz oder Blutungen.

Weitere Warnzeichen sind Erosionen, Krusten oder spontanes Bluten der Veränderung. Tückisch erweise bilden sich ca. ein Fünftel der Melanome ganz oder teilweise zurück und sind dann noch schwerer zu erkennen.

Sind Nachkontrollen nötig?

In welchen Abständen Nachkontrollen beim Hautarzt
nach Behandlung eines Melanoms nötig werden,
hängt von der Art und dem Ausmaß des Tumors ab.

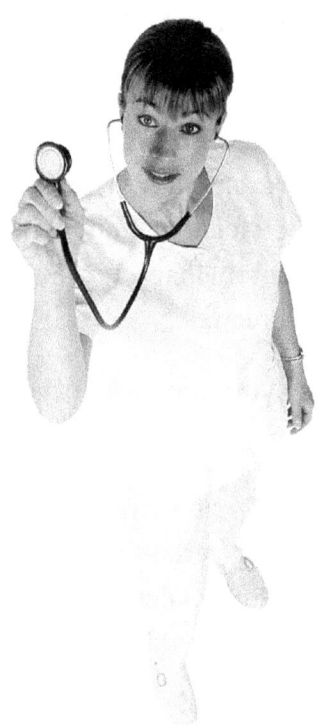

Die allgemeinen Empfehlungen der deutschen
Melanom-Leitlinie berücksichtigen Stadium und
Tumorgröße sowie die Tatsache, dass ein
Wiederauftreten von Melanomen in den ersten fünf

Jahren am häufigsten ist. Da Rückfälle aber auch später noch möglich sind, wird generell eine Nachsorge über zehn Jahre empfohlen.

Für mich ist es bereits ein Pflichtbesuch 1x im Jahr ein Screening zu machen. Vorsorge ist besser als später weinen.

Mein Dank geht an...

SIE

Dass Sie diesen Ratgeber kauften.

Ich hoffe, dass ich Ihnen mit den Ausführungen zur Problematik Melanomen eine Hilfestellung sein konnte. Persönlich habe ich den Hautkrebs erfolgreich besiegt und Sie ahnen bereits, dass meine gesamte Familie sich des Öfteren einer totalen „Leibesvisitation" unterziehen muss.

Es ist ein lebenswichtiges Thema! Da Nichtbeachtung leider große negative Folgen nach sich ziehen kann. Aber dies wissen Sie ja längst durch meinen Ratgeber.

Auf eines möchte ich allerdings nochmals verweisen.

Die Informationen, Hinweise und Tipps dürfen auf keinen Fall als Ersatz für professionelle Beratung oder Behandlung durch ausgebildete und anerkannte Ärzte angesehen werden.

(Ich weiß, ich langweile Sie damit, aber wir sind ja auch fast am Ende)

Der Inhalt dieses Ratgeberbuches kann und darf nicht verwendet werden, um eigenständig Diagnosen zu stellen oder Behandlungen anzufangen.

Betrachten Sie meinen Ratgeber als Hilfestellung zur frühzeitigen Feststellung eines Melanoms.

Alles Weiter überlassen Sie beruhigt dem Facharzt, sprich Dermatologen.

Bitte versprechen Sie es mir!

Ich wünsche Ihnen eine wundervolle, Melanomen freie Zeit und freue mich, wenn ich Sie bei einem anderen (Amazon-Bestseller) Ratgeber wieder sehen darf.

Ihre Monika Braun

PS. Und einen riesen Dank geht auch an meine Dermatologin, welche mir wirklich mit sehr intensiven Ratschlägen, Hinweisen und wertvollen Tipps zur Seite stand. Danke für Ihre Zeit!

Linkliste

Ebooksofashop- der Shop für außergewöhnliche Produkte

http://bit.ly/miswak-afrikanischezahnbürste

http://www.bgp24.org/ebooksofashop/

Zitat von Seite -1-
http://www.aphorismen.de/suche?f_thema=Sch%C3%B6nheit

URL zum Interaktiven Symptom-Check:

http://www.netdoktor.de/service/symptom-checker/

URL zum Video des interaktiven Symptom-check:

http://youtu.be/iW7SIm-HnCk

Infos zu malignes Melanom bei Wikipedia:

http://de.wikipedia.org/wiki/Malignes_Melanom

Lichtschutzfaktor – 100 – Bestell - URL:

http://bit.ly/sonnenschutzfaktor-100

Ich möchte darauf hinweisen, dass die in diesem Ratgeber genannten URLs, nicht als Werbung oder Kaufaufforderung zu sehen sind.

Sie dienen einzig und allein Ihrer Informationsbeschaffung, sofern Sie möchten.

Aufgrund meiner Erfahrung ist die überwiegende Zahl der Leser und Leserinnen meiner E-Books immer stets erfreut, interessante Informationsquellen gleich zu finden, ohne lange auf die Suche gehen zu müssen.

Sollten Sie die Verlinkungen stören, sehen Sie bitte darüber hinweg oder senden Sie mir einfach eine E-Mail an: autorin-monikabraun@web.de, was Sie stört.

Natürlich bin ich auch für positives Lob dankbar.

Weitere Kindle E-Books

Hier noch ein kleiner E-Books Hinweis zu weiter interessante Themen.

Gegebenenfalls interessiert Sie ja noch ein anderes Thema, dann klicken Sie einfach auf das jeweilige Cover, sprich Bild und innerhalb von Sekunden erhalten Sie weitere Informationen zu dem ausgesuchten Buch. Alle diese E-Book Tipps finden zum größten Teil auch auf der Bestseller – Liste von Amazon Kindle….Viel Spaß!

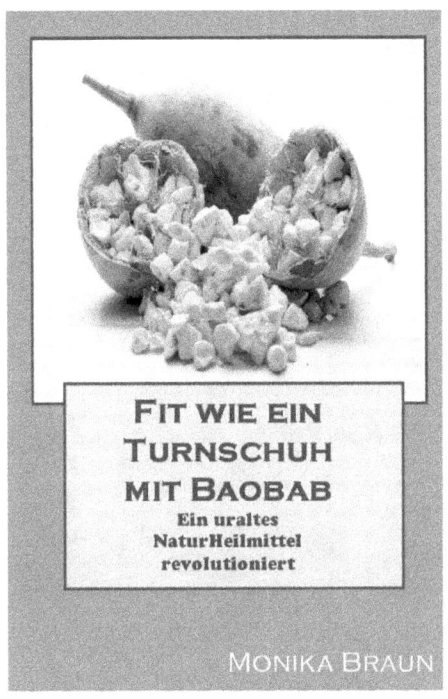

Fit wie ein Turnschuh mit Baobab

Als Taschenbuch und E-Books bestellen bei Amazon

https://www.amazon.de/dp/B00JLSSWK2

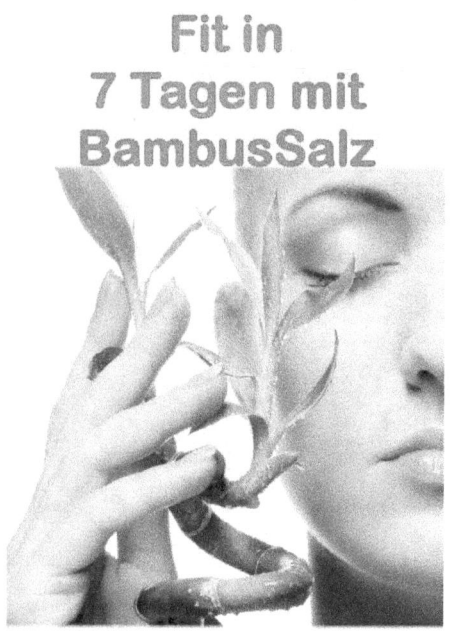

Fit in
7 Tagen mit
BambusSalz

Ein altes Naturmittel bewirkt Wunder
Monika Braun

Ihr Ratgeber für ein altes Naturheilmittel

_____

Als Taschenbuch & E-Book bestellen bei Amazon

https://www.amazon.de/dp/B00ID9XLR4

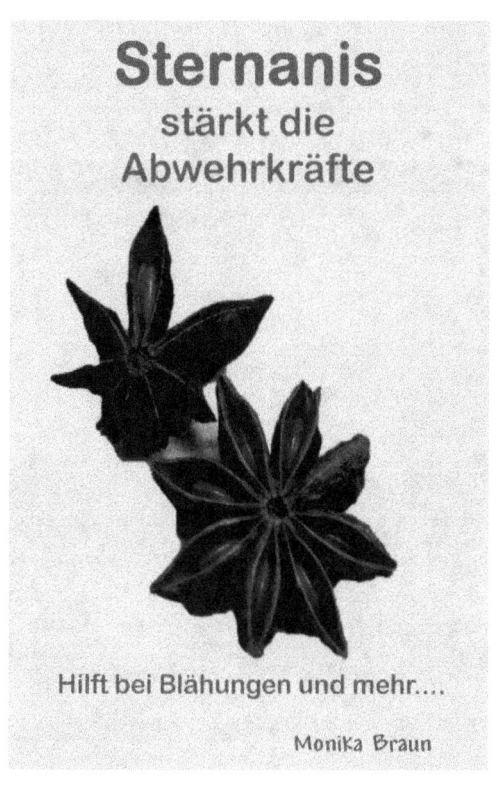

Sternanis
stärkt die
Abwehrkräfte

Hilft bei Blähungen und mehr....

Monika Braun

Sternanis ist ein natürliches Heilmittel

Viren und Blähungen ade....

Als Taschenbuch und E-Books bestellen bei Amazon

https://www.amazon.de/dp/B00IYKP7HY

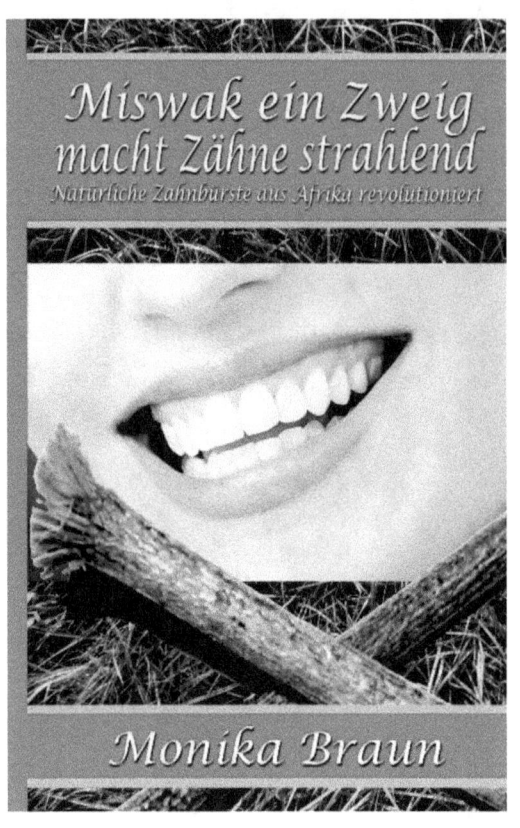

Miswak ein Zweig macht Zähne strahlend.

Natürliche Zahnbürste aus Afrika revolutioniert

Als Taschenbuch und E-Books bestellen bei Amazon

https://www.amazon.de/dp/B00L3D7HVS

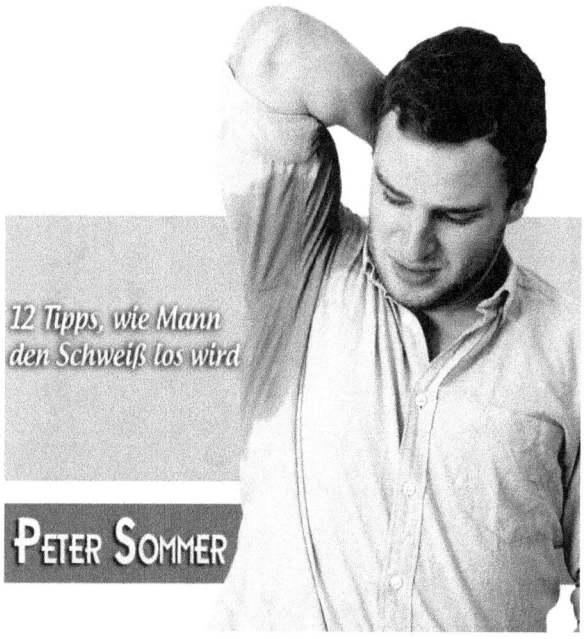

Männerschweiß

12 Tipps, wie Man den Schweiß los wird_____
Als Taschenbuch und E-Books bestellen bei Amazon

https://www.amazon.de/dp/B00M4S2SDS

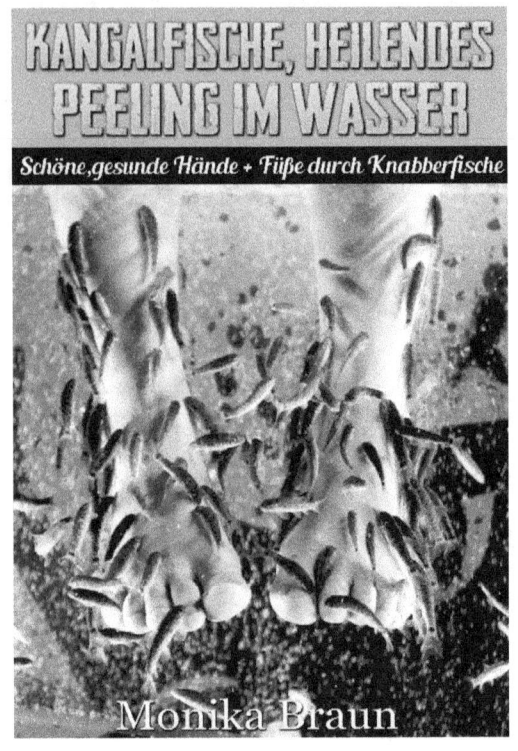

Kangalfische, heilendes Peeling im Wasser

Als Taschenbuch & E-Book bestellen bei Amazon

https://www.amazon.de/dp/B00MTKR2NC

Impressum

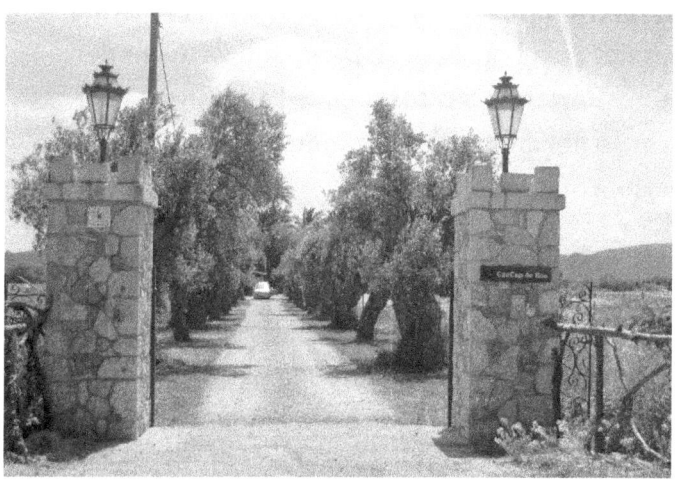

(auf Malle- wundervolle Insel)

Monika Braun

autorin-monikabraun@web.de

Ausführliches Impressum auf meiner Webseite:

http://monikabraun.wordpress.com

Die Autorin wurde 1964 in Nordrhein Westfalen geboren und lebt heute mit Mann und Ihren zwei Kindern in einem kleinen Städtchen in Bayern. Stets ein Auge auf die Natur und Gesundheit gerichtet, schreibt Sie über diese Themen und versucht den interessierten Leser, respektive Leserinnen, über nicht so bekannte Naturheilmittel aufmerksam zu machen.

Alles, was die Autorin Monika Braun niederschreibt, ist authentisch und nachvollziehbar.

Was als Hobby begann, ist zur Leidenschaft geworden und deshalb sind bereits einige Kindle Bestseller auf dem Markt.

Was ich noch gerne sagen würde:

Wenn dieser, ich will mal sagen, Ratgeber bei Ihnen auf positiven Grund gefallen ist, freue ich mich über eine Weiterempfehlung oder einer netten Besprechung, etwa bei amazon.de. Bücher wie ebendiese leben von den Beurteilungen Ihrer Leser.

Falls Sie Fehler entdecken, teilen Sie mir diese Bitte per Email an: autorin-monikabraun@web.de mit.

So kann ich die Patzer unkompliziert und rasch beheben. Fehler in einer Rezension zu erwähnen, schadet dem Ratgeberbuch. Und dass leider längerfristig. Solange eben, wie er auf dem Markt ist – selbst wenn dann der Mangel bereits lange behoben ist. Danke!

Kleine Anmerkung noch: Für einige detaillierte Informationen bediente ich mich der Datenbank Wikipedia.

Ich hoffe, ich konnte Ihnen viele wertvolle Ratschläge geben und bedanke mich für Ihren Kauf und das Lesen bis zu diesem jetzigen Zeitpunkt.

Rechtliches

Dieses E-Books bleibt geistiges Eigentum des Autors und ist urheberrechtlich geschützt. Das E-Book darf weder ganz noch teilweise in irgendeiner Form, ohne Zustimmung des Autors, bzw. Verfassers vervielfältigt, kopiert, übersetzt, mikroverfilmt und weitergegeben, sowie auf eigenständigen Medien oder Datenbanken ab gespeichert werden.

Der Autor distanziert sich von den Inhalten zu allen evtl. externen und weiterführenden Links und Webseiten, die in diesem E-Book festgehalten sind. Sollten Amazon – Verknüpfung in diesem E-Book enthalten sein, übernehmen wir keine Garantie, ob der jeweilige Artikel auf Lager ist. Bei einem Kauf über diesen Link erhält der Autor eine minimale Vermittlungsgebühr von Amazon oder einem anderen Affiliate -Partner. Welches allerdings nicht Grundlage der Nennung des Links ist, sondern nur als Information zu einem evtl. Erwerb.

Alle genannten Daten beziehen sich auf den Stand 10/2014- für womöglich Änderungen des Inhaltes wird keine Haftung übernommen.

Eine Haftung oder Mithaftung durch gesetzeswidrige Inhalte zu externen Webseiten wird ausgeschlossen, da der Autor keinen Einfluss auf die Entstehung, Entwicklung oder Veränderungen der unter den angegebenen Domains laufenden Webseiten hat. Auch wenn Sie die rechtlichen Hinweise langweilen, aber die müssen halt sein.

Fotonachweis: Animotionfactory / Eigene Aufnahmen (Laienaufnahmen, kann also schon mal was unscharf sein -sorry) /Photo-Objects / fotolia

httppixabay.comdesommersprossen-junge-sch%C3%BCler-150171/

/httppixabay.comdekopfhaut-leberfleck-kopf-haare-55956/

httppixabay.comdeauge-iris-schauen-sehen-pupille-492262

Fotolia_19119293_XS-familie1

Shutterstock- shutterstock_131427443
Coverdesign: forcoverservice